Belongs to

____

____

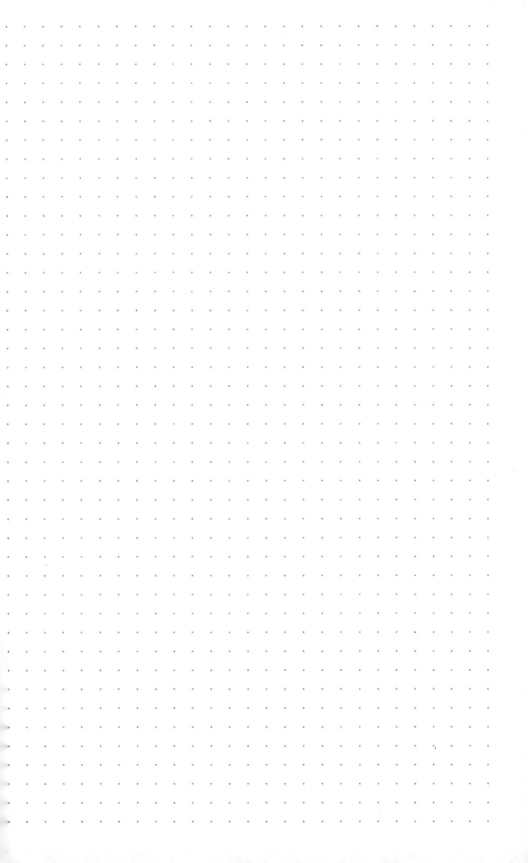

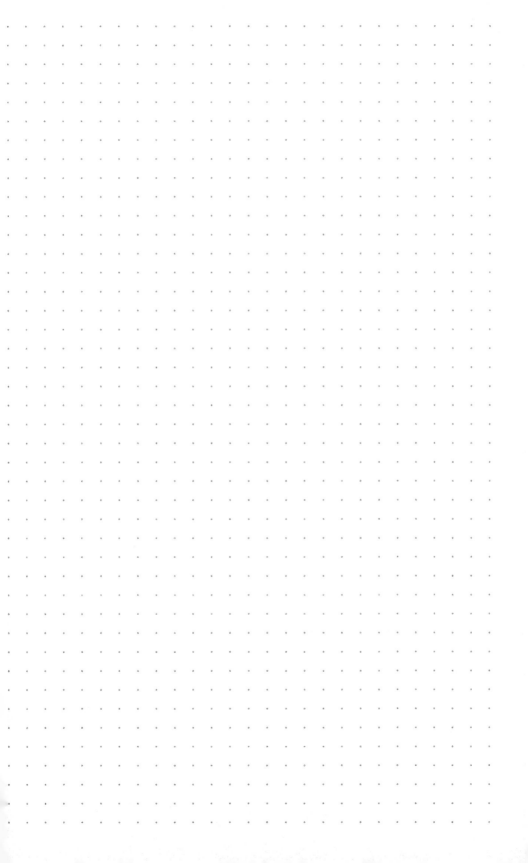

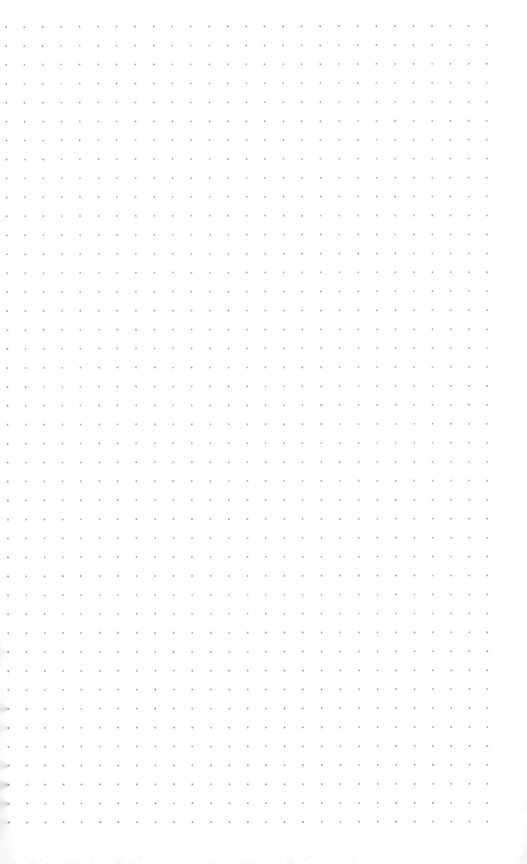

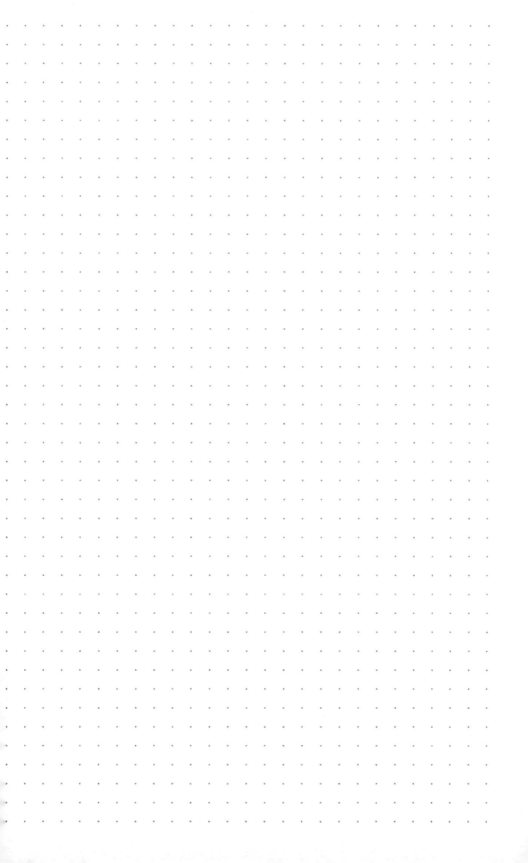

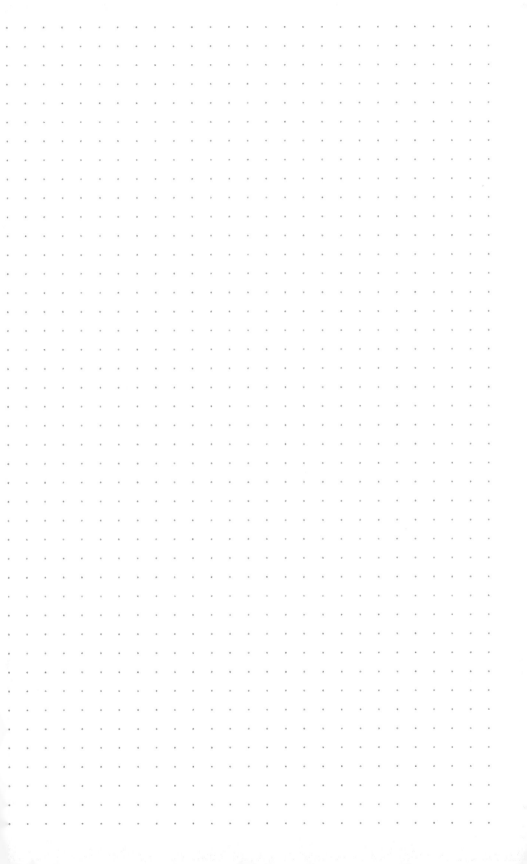

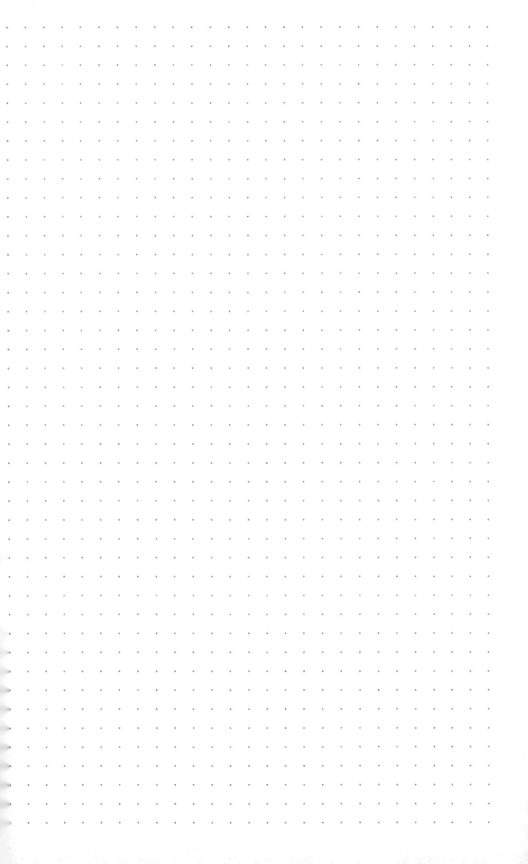

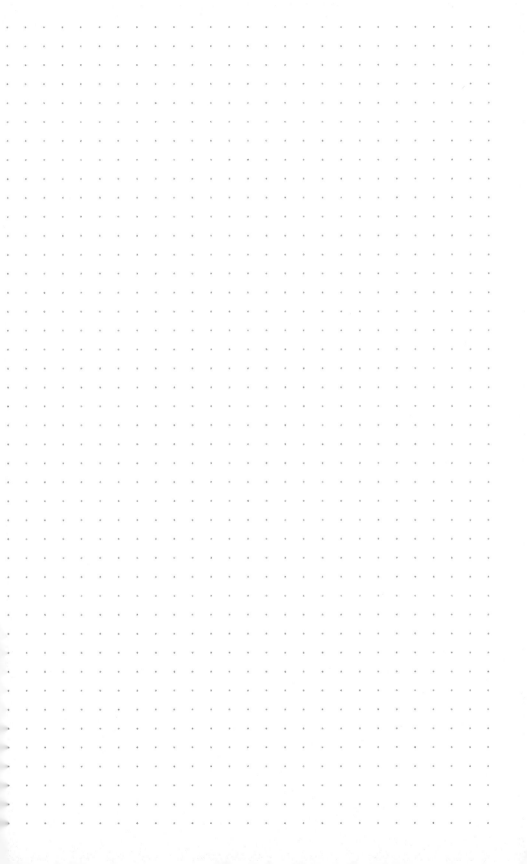

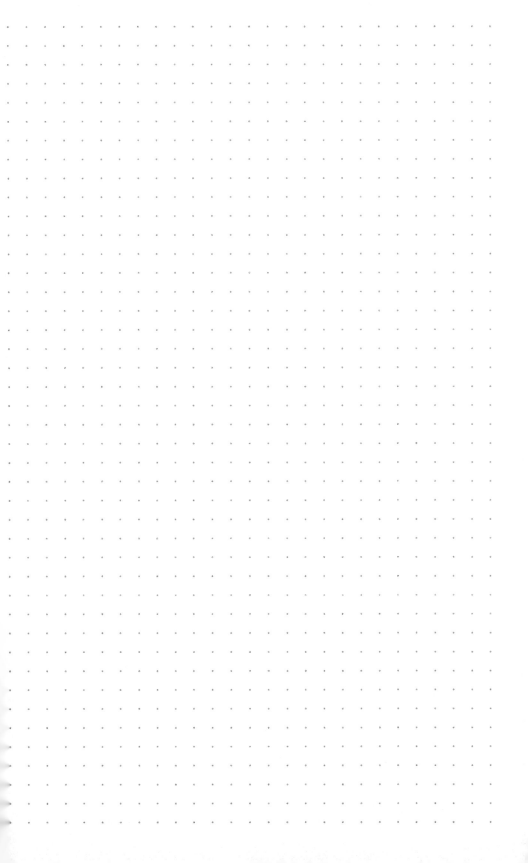

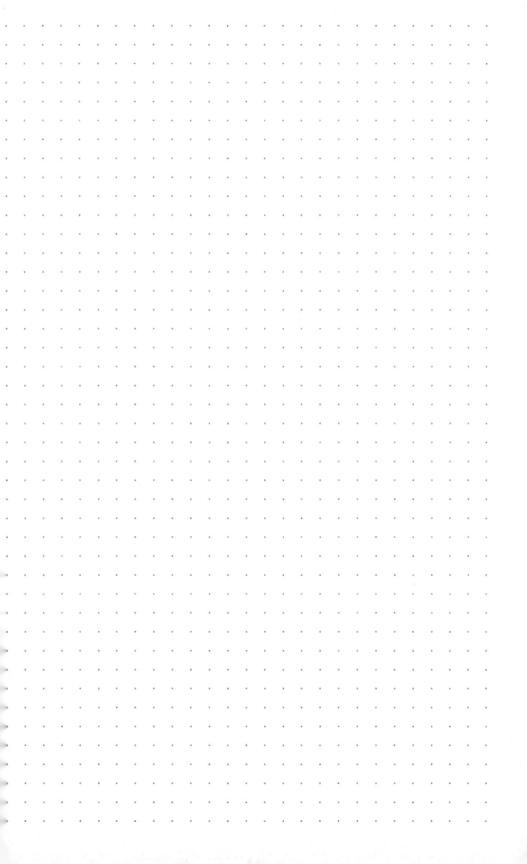

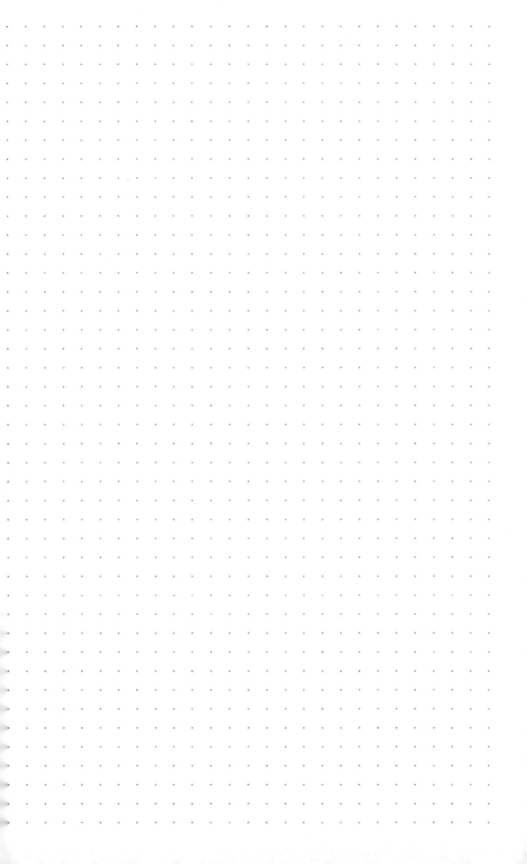

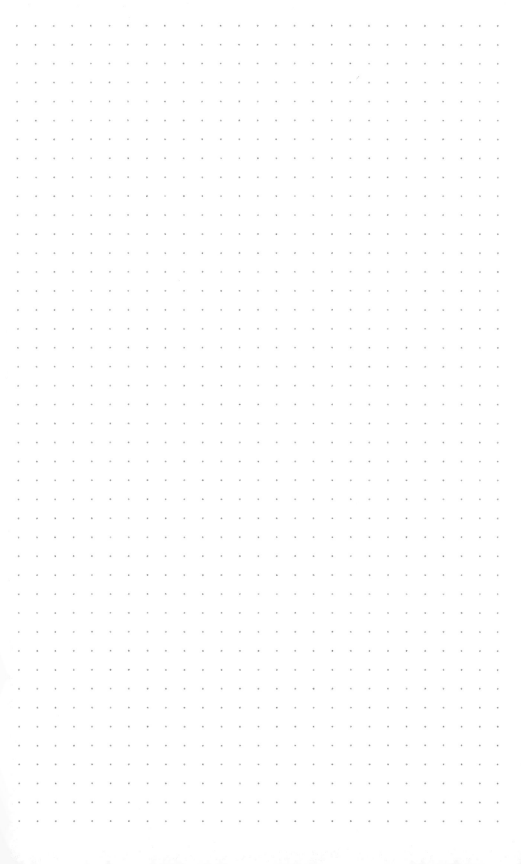

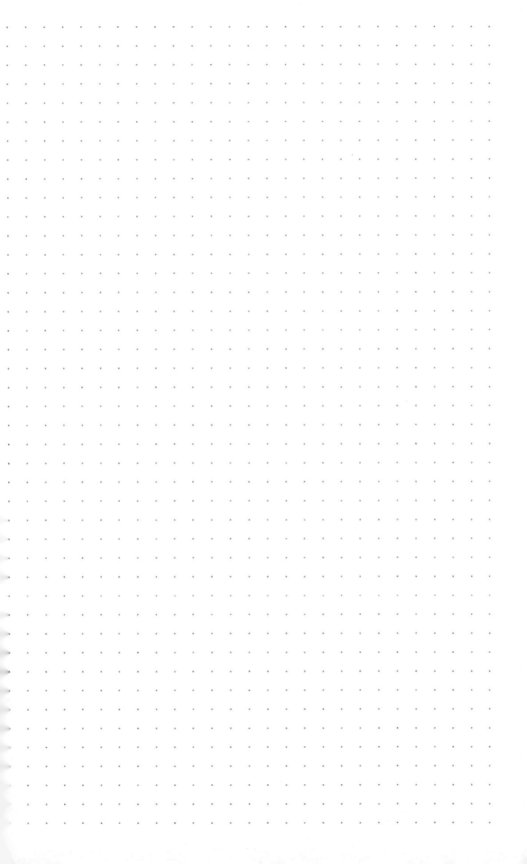

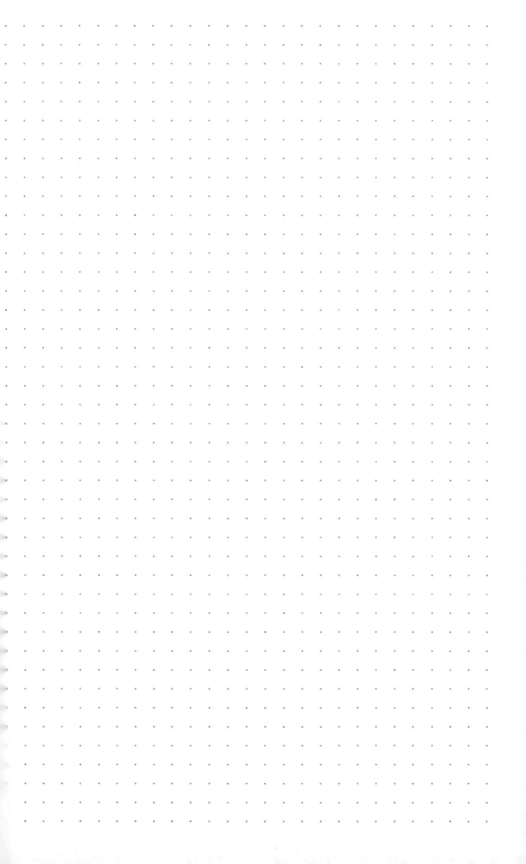

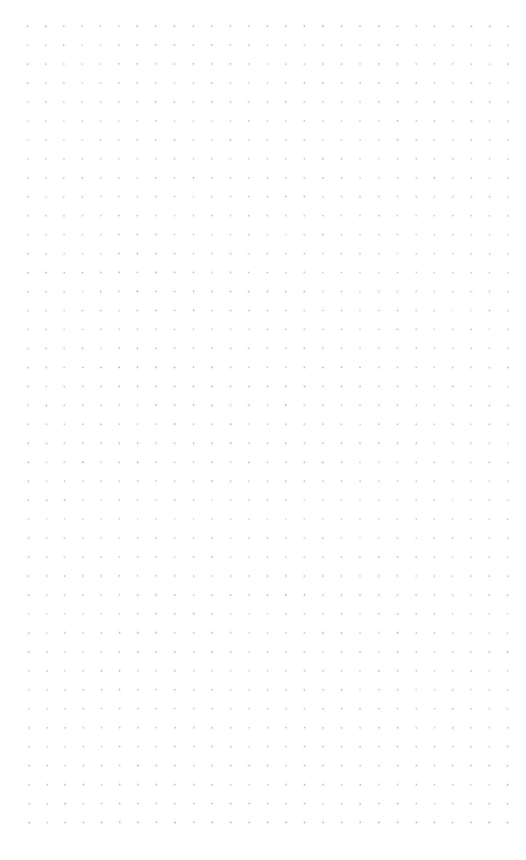

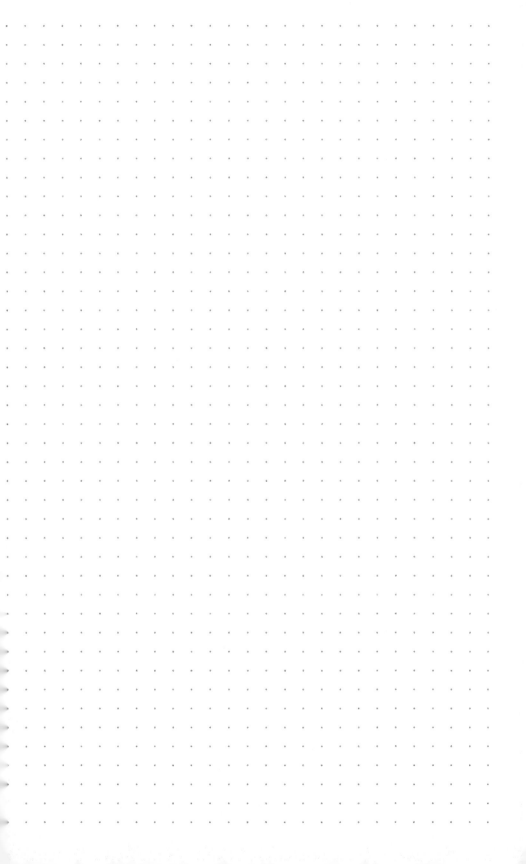

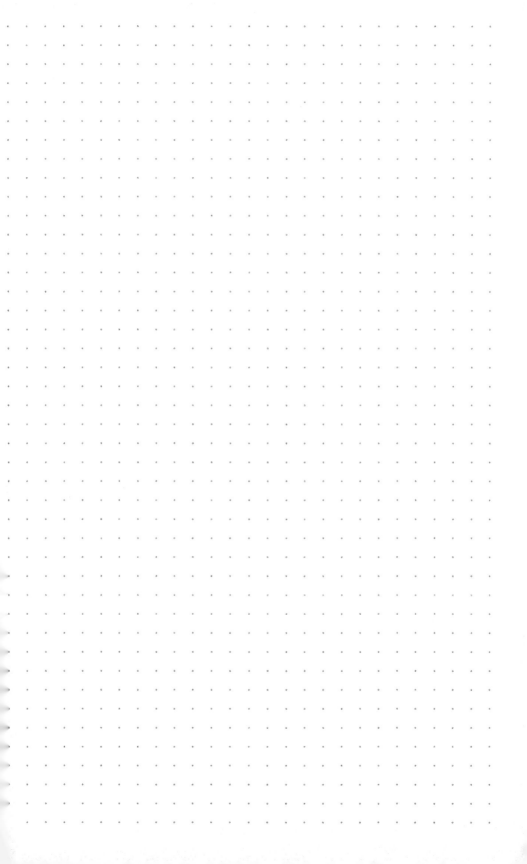

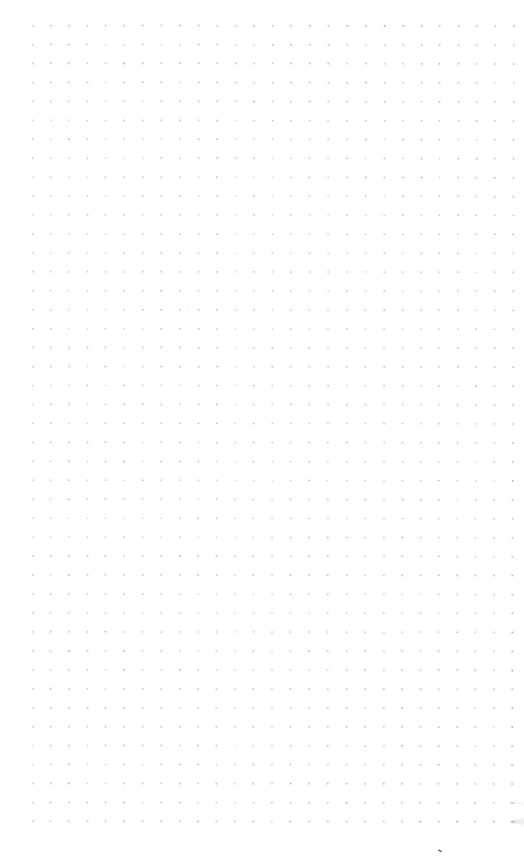

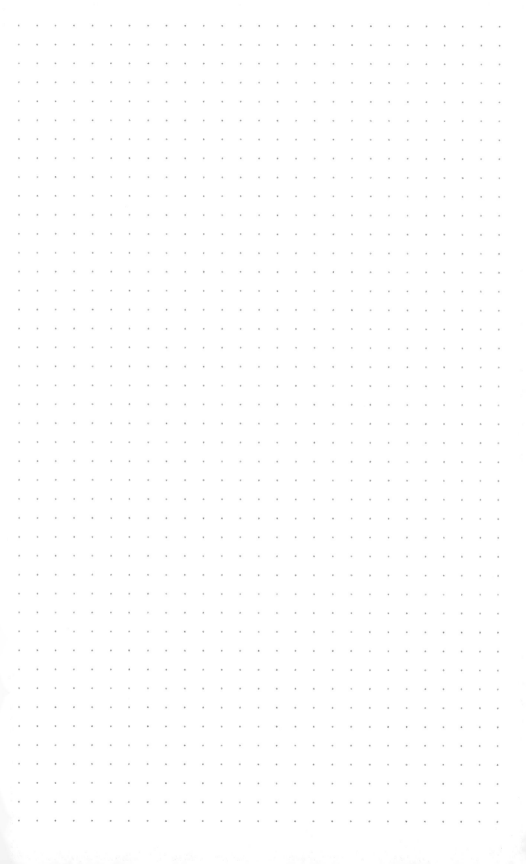

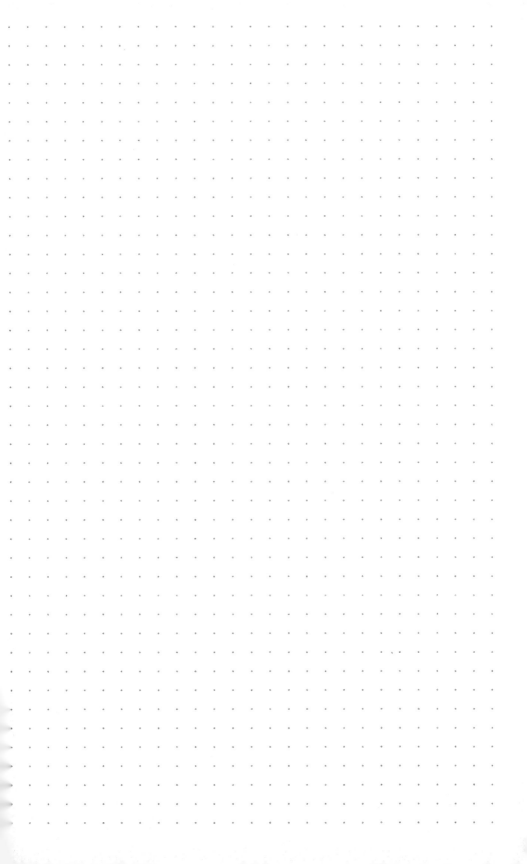

Printed in Great Britain
by Amazon

65783332R00058